DES CANCERS

(CARCINOSIES DE LA NOMENCLATURE ONOMAPATHOLOGIQUE)

ET DE

LEUR TRAITEMENT,

PAR

A. DUQUENNE DE FLOYON (Nord),

Docteur-Médecin praticien,

Ancien élève des hospices civils de Paris, Inventeur d'un nouveau bandage herniaire.

PRIX : 1 FRANC.

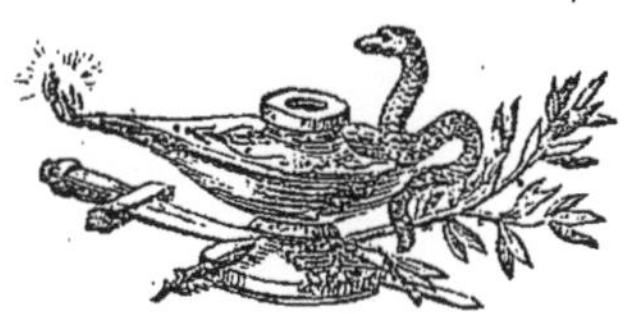

PARIS,

CHEZ DUPONT, ÉDITEUR,

RUE DE BUSSY, 15.

ET CHEZ L'AUTEUR.

1846.

DES CANCERS

(CARCINOSIES DE LA NOMENCLATURE ONOMAPATHOLOGIQUE)

ET DE

LEUR TRAITEMENT,

PAR

A. DUQUENNE DE FLOYON (Nord),
Docteur-Médecin praticien,
Ancien élève des hospices civils de Paris, Inventeur d'un nouveau bandage herniaire.

PRIX : 1 FRANC.

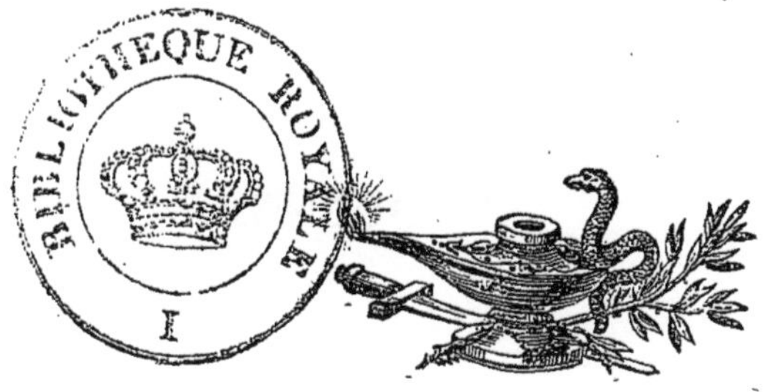

PARIS,
CHEZ DUPONT, ÉDITEUR,
RUE DE BUSSY, 15.
ET CHEZ L'AUTEUR.

1846.

A MON PÈRE, A MA MÈRE,

HOMMAGE DE RECONNAISSANCE.

A MON AMI M. MARCHAND, D'ARLEUX,

ESTIME.

DUQUENNE.

Paris, imp. de P. Baudouin, rue des Boucheries-St-Germain, 38.

DES CANCERS.

Le mot grec καρκινος est un mot métaphorique dû à la ressemblance que les premiers observateurs crurent trouver entre les veines qui entourent les mamelles dites cancéreuses et les pattes d'un *crabe*. Sous ce nom, on a réuni des productions fort dissemblables, et Peyrilhe a eu raison de trouver le cancer aussi difficile à définir qu'à guérir; aussi, avec MM. Bérard, Andral, Bouillaud et Piorry, nous ne nous servirons du mot cancer, *carcinome, carcinosie*, que pour désigner des phénomènes communs à divers états organopathologiques. Nous ne voulons pas désigner, sous ce nom, une affection unique spécifiée, donner une définition unique pour des états morbides différents, qui ne sont pas de nature toujours identique, et qui n'offrent que ce cachet commun, savoir : la tendance à des ulcérations extensives. Ainsi, pour nous, le mot cancer indique un ensemble d'états organopathiques divers pouvant se combiner entre eux ou exister isolément les uns des autres. M. Cruveilhier entend par cancer une production morbide organisée, accidentelle, sans analogue dans l'économie, et présentant des caractères anatomiques et physiologiques spéciaux. D'après les *Caractères anatomiques*, il distingue trois espèces ou variétés du cancer :

1° Il se présente sous forme de tumeur dure, fibreuse : c'est le *squirrhe ;*

2° Tumeur molle ressemblant au cerveau d'un enfant nouveau-né : cancer *encéphaloïde* ou *cérébriforme ;*

3° Il considère comme cancer la substance déposée, infiltrée dans le tissu aréolaire en gelee, ressemblant à de la colle, et que l'on appelle matière colloïde : cancer aérolaire ou *gélatiniforme*.

Le tissu cancéreux a la propriété d'infecter par continuité de tissu, mais à la manière des virus, du pus, à la façon de l'infection purulente ; il a la propriété d'infecter toute l'économie, de sorte que « l'on ne sait pas encore si le cancer est local ou général. » (Cruveilhier.) Dans la cachexie, l'extirpation ne guérit pas, elle n'est qu'une mutilation ; elle semble avancer la mort. L'espèce morbide n'est pas encore bien connue ; elle est inguérissable par les moyens actuels. Comme cause, on avait admis l'hérédité, mais il en est une principale, la diathèse, cette mystérieuse prédisposition, qui selon les uns existerait naturellement chez l'individu, et selon d'autres ne serait jamais que l'effet de la maladie ou de l'infection cancéreuse. Cette dernière opinion est trop absolue.

Comme caractère physiologique, M. Cruveilhier caractérise le cancer par son incurabilité, sa puissance d'infection, d'envahissement, par laquelle il s'assimile tous nos tissus à la façon du pus de la phlébite. Dans son cours (1845), il n'admet plus le mot métaphorique de dégénérescence morbide, il vaut mieux adopter le mot de *production* morbide sans analogue dans nos tissus; il n'admet pas non plus le mot *transformation* pour le cancer. Il est un produit de sécrétion morbide qui *s'organise immédiatement*, caractère tranché qui le distingue du produit de sécrétion stumeuse (ou phymique de M. Piorry) non organisée et du pus. Le tissu cancéreux est partout homogène. La vitalité et l'organisation dont jouissent les cancers les rapprochent du produit de la fausse membrane. Ils ont une vie propre, se nourrissent par intussusception, ont des vaisseaux, saignent quand on les coupe : ce sont des tissus parasitaires comme les kystes de la ladrerie du porc. Il semblerait que ce soit des êtres parasites qui viendraient s'enter sur les parties où ils se forment, que ce soit des végétaux d'une structure animale qui se nourissent aux dépens de l'arbre animal sur lesquels ils sont entés, comme les végétaux parasites vivent sur d'autres arbres. Avec M. le professeur Piorry, nous devons observer que « rien n'est limité dans leur nutrition, nous cherchons en vain une forme tranchée vers laquelle cette nutrition doit tendre, et nous trouvons qu'après un temps plus ou moins long, elle amène un travail inflammatoire de secrétion et de ramollissement pyogénique, de destruction et d'ulcération, qui est le caractère final et spécial de toutes ces hétérotrophies : cette tendance funeste à la destruction qui, parvenue à un certain degré, occasionne des symptômes généraux graves et mortels; mais aussi cette tendance à se reproduire, soit dans l'endroit même où la lésion existait d'abord, soit sur d'autres parties du corps. » (*Médecine iatrique*, t. I.)

Le cancer est une lésion aussi générale que l'inflammation. Ce sont les deux grands moyens de destruction de l'économie, mais avec cette différence, que l'on peut enlever l'inflammation, tandis qu'on ne peut détruire l'affection cancéreuse : on enlève l'état local, mais pas l'état général. Les maladies cancéreuses se présentent sous quatre formes : de *tumeur*, d'*infiltration*, de *végétation* et d'*ulcération*. Quant au nombre, il n'existe quelquefois qu'un seul tubercule cancéreux ; d'autres fois, on les rencontre par milliers. Cette forme (tuberculeuse) est la plus commune. Ces tubercules cancéreux consécutifs se déclarent partout, ou aux environs, à l'entour du cancer. Dans la cachexie, il semble que l'infection suit les mêmes lois que dans l'infection purulente. M. le professeur Cruveilhier place dans ces cas la maladie dans le système capillaire du foie et des poumons. Le cancer se présente sous la forme de granulations miliaires ; quelquefois ce sont des tumeurs, et on en a vu grosses comme la tête d'un enfant. Parfois les tubercules cancéreux ne peuvent être énucléés des parties voisines ; ce sont les tubercules déposés, on les trouve aussi enchatonnés. Ces derniers, on peut les énucléer. Les tubercules sont tantôt dans un kyste. Quand ils sont enchatonnés ou enkystés, on peut les enlever sans risquer de récidive, si toutefois il n'y a pas de diathèse cancéreuse. On n'y laisse rien, s'il est local. Ces tubercules, enkystés dans un seul organe, peuvent être enlevés sans reproduction dans d'autres organes. Toutes les variétés de cancers sont propres à prendre la forme tuberculeuse. Dans la transformation adipeuse, graisseuse, des muscles, il n'y a pas transformation, mais dépôt de globules graisseux le long des fibres et atrophie de ces fibres. Il en est de même pour la transformation cancéreuse. Il y a dépôt de suc ou de matière cancéreuse. La forme ulcéreuse des cancers est le dernier terme des autres formes ; elle est rarement primitive (des ulcères secs et croûteux, ou fongueux et humides, s'étendant en surface ou en profondeur), mais plus souvent consécutive à une autre forme; la forme végétation polypeuse se trouve aux surfaces muqueuses, à la peau, aux surfaces séreuses (les boutons verruqueux de la peau, particulièrement du visage, *noli me tangere*, et du scrotum, cancer des ramoneurs); enfin, le cancer se présente sous forme de fongosités ulcéreuses. Les fongus qui se trouvent sous la dure-mère sont presque toujours des cancers; ils se forment aux dépens des tissus fibreux de la dure-mère.

Les trois espèces de cancers ont un caractère commun, l'incurabilité à l'état de cachexie; elles ont la puissance de propagation par continuité, par voie d'infection, et si l'on peut contester l'unité du cancer, on ne peut contester son homogénéité, quel que soit le tissu dans lequel il se forme. Dans l'opinion de M. Piorry, l'existence séparée de l'espèce colloïde est au moins douteuse; elle lui paraît être plutôt de la gélatine, formée et déposée dans diverses espèces d'hétérotrophies, qu'une variété d'hétérotrophie.

Une autre espèce de cancer, la mélanose, n'est, pour M. Cruveilhier, que ses trois espèces précitées, teintes par du sang altéré. Du reste, la mélanose ne nous semble être qu'un intermédiaire entre les productions morbides organisées et celles qui ne jouissent pas de l'organisation. Le cancer du sein a été, en quelque sorte, le prototype des maladies cancéreuses.

Première espèce. Squirrhe σκιρρος, dur, scirrhosie (M. Piorry), σκληρωμα (Galien), cancer dur d'autres auteurs. Pour M. Cruveilhier, toute tumeur dure, qui ne se reproduit pas après avoir été enlevée, n'était pas un cancer squirrheux, mais une tumeur squirrheuse; quand on presse entre les doigts, la scirrhosie résiste et s'écrase avec difficulté; divisée, elle *crie sous le scalpel* comme le cartilage des côtes, comme le tissu fibreux, dense, dont elle offre la consistance; divisée en lames ténues, la coupe a la demi-transparence de la couenne de lard et d'une teinte blanche un peu grisâtre vue en masse. On ne voit d'abord aucun vaisseau, mais à la loupe on voit de petits vaisseaux, de petits points rouges; les gros vaisseaux n'existent qu'à la surface. On voit à la surface de la coupe des lignes blanches, des faisceaux fibreux d'un blanc mat, mais résistant comme un tissu morbide. Nous avons vu précédemment que le cancer ne peut être appelé une dégénération ni une transformation. Ainsi, le tissu fibreux du squirrhe a une analogie avec le tissu morbide. Charles Bel a bien indiqué cette forme de tissu dans le cancer du sein, mais il s'est mépris sur la nature du tissu. Ce n'est pas ce tissu fibreux qui est cancéreux, mais la matière déposée le long de ses prolongements fibro-celluleux. Que si le cancer s'étend du côté de la peau, c'est du tissu adipeux de la mamelle qui est devenu fibreux, et ne constitue que la trame de la charpente du cancer. Mais le caractère pathognomonique, c'est la présence, dans ces mailles fibreuses, d'un suc particulier, lactescent, que l'on peut appeler cancéreux, et que l'on peut comparer à la laite de poisson, de même que le squirrhe a été comparé au tymus d'un enfant nouveau-né. Si vous pressez le squirrhe, il en sort par la coupe précédemment faite un fluide albumineux, transparent, ressemblant à un vernis et s'étendant le long de la lame du scalpel. C'est le suc que l'on peut mieux exprimer, en le soumettant à la pression sous un étau. Ce qui explique très-bien les guérisons apparentes de cancers du rectum, dues à l'emploi des mèches par la pression, le refoulement du suc cancéreux.

On peut bien aussi avoir pris des indurations chroniques du rectum pour des cancers. On en a même opéré sans tout enlever, et la maladie ne s'est pas reproduite. Ceci explique aussi la guérison par la compression du cancer dur de la mamelle; lorsqu'elle n'est pas douloureuse, on la réduit au quart de son volume, mais elle n'est pas guérie; une affection cancéreuse n'est pas une affection simple : ce qui est dû à l'œdème, la compression en favorise l'absorption, atrophie les tissus et prépare l'extirpation qui sera pratiquée plus tard. Il y a des œdèmes durs des mamelles qui ont été pris pour des cancers et extirpés comme tels. Dans l'œdème dur, la compression exprime de la sérosité, dans le squirrhe, elle exprime du suc cancéreux. Il est même difficile de distinguer le cancer squirrheux de l'œdème dur ou corps fibreux. La trame fibreuse du squirrhe offre parfois la disposition alvéolaire d'une ruche à miel, tantôt aussi le squirrhe présente des lobes agglomérés comme le pancréas, unis par un tissu cellulaire très-dense. Il est une autre forme, celle par bandes blanches, fibreuses, dont nous avons déjà parlé, et qui s'étendent en divergeant du centre à la circonférence, et la coupe du squirrhe ressemble assez bien à celle du navet, squirrhe napiforme. C'est à ces tractus fibreux que Charles Bel et Albernethy attribuent un grand rôle dans la formation du squirrhe. M. Bérard (*Dictionn. de Méd.*, art. *Cancer*, p. 287) croit que ce sont les conduits galactophores qui, dans certains cas, présentent l'aspect des bandes fibreuses en question, et causeraient la rétraction du sein; le suc cancéreux est contenu entre ces bandes.

Le siége primitif du squirrhe dans les organes est encore, pour le plus grand nombre des auteurs, un objet de doute. M. Cruveilhier pense qu'il se forme dans le tissu cellulo-fibreux. C'est, en effet, ce qui est fort évident dans certains cas, et ce que toutes les anologies possibles entre ce tissu normal et celui de la scirrhosie porteraient à faire croire. La scirrhosie se comporte avec les organes voisins de diverses manières, tantôt elle les racornit en quelque sorte, c'est le cancer atrophiant ; tandis que dans d'autres cas, l'organe est devenu plus volumineux, cancer hypertrophiant ; tantôt le squirrhe est mobile ; d'autres fois, et lorsqu'il a longtemps duré, lorsqu'il s'est étendu jusqu'aux organes voisins, il a contracté avec eux des adhérences intimes ; non seulement il s'étend aux parties qui le circonscrivent, mais il se propage aux vaisseaux et aux ganglions lymphatiques, d'abord gonflés et rouges, puis squirrheux. Ce fait semble en rapport avec la résorption qui s'est passée dans les masses squirrheuses, et avec les troubles de la circulation qui en ont été la suite. « Toutefois, M. Bérard ne regarde pas le mécanisme de cette propagation du mal comme très-connu. Breschet pense aussi que le squirrhe peut s'étendre le long des cordons nerveux. » (*Compend.*, art. *Cancer*, p. 39.) C'est vers le lieu où la scirrhosie éprouve le moins de résistance qu'elle se propage : de là ces tubercules carcineux si fréquents se propageant vers la peau, vers les membranes muqueuses. Quand le squirrhe est sous-cutané et sous-muqueux, la peau, d'abord mobile sur la tumeur, s'indure et y adhère. Circonstance fort importante à noter en pratique : les tumeurs squirrheuses sont rarement très-volumineuses, peu élastiques, ne paraissent pas nettement divisées par lobes, ont un aspect raboteux, sont parfois nettement circonscrites ; d'autres fois s'étendent plus ou moins loin dans les tissus. Ailleurs, et à une période plus avancée de la maladie, des altérations plus ou moins nombreuses, contenant la sanie, dont il a été parlé, existent dans le squirrhe. Si ces ulcérations s'ouvrent à l'extérieur, leurs bords sont indurés, constitués par le tissu malade, coupés à pic, élevés, déchiquetés, inégaux, renversés; le fond de l'ulcération est irrégulier, grisâtre, brun, sec, parfois recouvert de chairs mollasses. Une couche charnue constitue le plancher de l'ulcère, et plus en dessous existe le tissu squirrheux, dur, tissu qui paraît, plus tard, être détruit lui-même, et converti en cette couche friable et charnue dont il vient d'être question; mais au-dessous se forme un nouveau tissu cancéreux. Rarement des vaisseaux artériels, qu'on a parfois trouvés intacts dans des ulcères squirrheux, sont-ils divisés par les progrès de la scirrhosie. De telle sorte que les hémorrhagies ont été rares pendant la vie, et qu'on ne trouve presque jamais de traces après la mort.

« Le tissu squirrheux envahit tous nos tissus, soit primitivement, soit consécutivement; mais il affecte une prédilection pour les tissus à la fois très-sensibles et abondamment pourvus de vaisseaux blancs, survient spontanément ou succède à un engorgement scrophuleux vénérien ou autre ou externe, attaque le plus communément à cette époque critique où l'homme et la femme deviennent impropres à la reproduction, n'a nullement la propriété contagieuse, presque toujours dû à une cause interne, fait éprouver des douleurs lancinantes, des éclairs de douleur comme le disait un malade à Dupuytren, ne rétrograde jamais vers l'organisation première, s'étend par continuité de tissu ou par résorption lymphatique, tue quelquefois sans passer à des altérations ultérieures, mais le plus souvent devient le siége d'un travail ultérieur, tombe en gangrène (rarement) et est expulsé en totalité, le plus souvent passe à l'état d'ulcère. » (Cruveilhier, *Anat. path.*, p. 82.

t. I.) L'époque de crudité et de ramollissement du cancer n'est plus admise par M. Cruveilhier, le cancer squirrheux est squirrheux ou dur jusqu'à la fin : la deuxième période est celle de l'inflammation. Les organes éloignés sont en général émaciés, lorsque le squirrhe a longtemps duré; le sang est pâle, appauvri, il y a ordinairement reproduction du cancer dans les autres parties, ce que l'on remarque souvent dans les aménorrhées critiques.

Deuxième espèce. Cancer mou, encéphaloïde (encéphaloïdie de M. Piorry) et que Dupuytren appelait carcinome, mot que M. Cruveilhier avait adopté d'abord, mais qui peut aussi s'appliquer aux autres formes. Or, tous les auteurs l'ayant comparé au tissu médullaire ou du cerveau, tous y ont fait entrer le mot médullaire; quant à l'apparence, la couleur et la consistance, on peut même s'y méprendre et confondre à distance le cancer mou avec un morceau de cerveau d'enfant nouveau-né. Ce cancer est quelquefois très-volumineux, énorme, même comme la tête d'un enfant, et arrivant vite à ce volume. Le caractère fondamental de ce cancer c'est la mollesse, ce qui a fait confondre cette affection avec d'autres. Ainsi des praticiens ont pu prendre un cancer mou du testicule pour une hydrocélie non transparente; une ponction n'est pas impunément faite dans un tissu morbide, souvent on a vu de la fluctuation dans une ancéphaloïdie, et on l'a prise pour un kyste, une hydropisie. Il ne faut pas croire que tous les auteurs aient employé le mot encéphaloïde, et depuis les travaux de Laënnec et de Bayle pour désigner des substances entièrement identiques; Lobstein, en effet, a considéré comme tel un tissu qui, entremêlé de substance strumeuse, présente avec le squirrhe la plus grande analogie. Aussi, pour l'encéphaloïdie, voici à quelle description nous nous en rapportons : « Une substance homogène d'un blanc laiteux à peu près semblable à la substance médullaire du cerveau et qui offre parfois une teinte légèrement rosée; coupée par tranches minces, elle a une légère transparence, tandis qu'elle est opaque quand on examine une masse un peu épaisse. Sa consistance est celle d'un encéphale humain, mais son tissu est ordinairement moins liant et se romp ou s'écrase plus facilement entre les doigts, selon qu'elle est plus ou moins molle. Cette matière morbifique présente une ressemblance plus exacte avec telle partie du cerveau qu'avec telle autre, le plus souvent elle offre l'aspect et la consistance de la substance médullaire d'un encéphale un peu mou, comme celui d'un enfant. » (Bouillaud, *Dict. de Méd.*, art. *Cancer*, p. 427.) Ajoutons à cette description que cette teinte n'est jamais uniforme, on rencontre çà et là des points rosés. Ce tissu peut être coloré en jaune dans la colihémie, en rouge dans les épanchements sanguins, et prendre un aspect uniformément noir ou noirâtre par stries dans certains cas. C'est cette substance anormale que Laënnec a si bien décrite; c'est celle qu'Albernethy étudie sous le nom de sarcome pulpeux ou médullaire du testicule, et que Wardrop étudie si bien en se servant du mot fongus hématodes, parce que des vaisseaux s'y développent et forment quelquefois des gerbes. Cette substance, dit-il, exposée à l'air, se réduit, comme la substance cérébrale, en une pulpe demi-liquide, miscible à l'eau froide, et devenant ferme par l'alcool et les acides.

Formes du cancer encéphaloïde. Il se présente sous la forme *tuberculeuse* disséminée, *ulcéreuse*, *végétation* (ainsi ces végétations de la dure-mère de sa membrane muqueuse des fosses nasales) *infiltrée* le long des fibres d'un muscle. La forme tuberculeuse est la plus fréquente, aussi l'a-t-on appelée sarcome médullaire tuberculeux.

Volume. Il varie depuis un grain de millet jusqu'à un grand volume, il peut être limité à un seul organe ou répandu en quantité; quelquefois on ne rencontre qu'un seul tubercule sarcomateux. Les uns restent stationnaires quant au volume, d'autres prennent un accroissement illimité; mais dans l'infection ils sont stationnaires quant au volume et non quant au nombre. C'est par le nombre que l'infection se propage. On a trouvé des kystes encéphaloïdes tuberculeux presque libres, et ne tenant à la matière tuberculeuse que par un pédicule. On ne peut dire si l'enveloppe kyste s'est développée avant, ou en même temps, ou après la matière cancéreuse. Il y a un rapport intime entre la matière purulente et cancéreuse, quant aux loix de leur propagation. Dans le foie, M. Cruveilhier a trouvé des tubercules rudimentaires cancéreux, formés dans chaque grain glanduleux aux dépens du tissu propre de l'organe. Dans l'infiltration, ce sont des masses de grains glanduleux dans le foie, mais non pas le tissu propre. Dans l'infiltration, ce sont des fibres musculaires criblées comme des chapelets, et qui ne sont pas les fibres propres altérés. Ainsi, dans l'infection tuberculeuse, c'est dans la glande même et à ses dépens; dans l'infiltration, ce n'est pas aux dépens des grains glanduleux, c'est dans le réseau capillaire que se forme la carcinie : la forme de végétation est fongueuse comme les fongosités.

Dans l'espèce encéphaloïde, il y a bien du tissu fibreux, mais espacé et extrêmement lâche, tandis que ce tissu est dense, essentiellement fibreux dans l'espèce squirrheuse. On voit bien la forme du tissu fibreux de l'encéphaloïde en le soumettant à une pression assez forte, et à l'aide des lavages et du jet d'eau. C'est ainsi que M. Cruveilhier est parvenu à isoler la trame aérolaire du suc qu'elle contenait. M. Bérard fait très-bien une distinction du tissu contenant la matière cancéreuse, de cette matière même, en effet, dit-il, « s'il en était autrement, le cancer cérébriforme serait loin d'offrir cette uniformité d'aspect et de texture dans les divers organes; d'ailleurs on ne peut nier la formation d'un tissu cellulaire accidentel dans le cancer qui débute au sein de l'œil. »

Les vaisseaux qui existent dans les encéphaloïdies ont été étudiés avec soin par M. Bérard aîné. Laënnec avait déjà noté le peu d'épaisseur de leurs parois, et la façon dont ils pénètrent dans la masse morbide, et comment ils s'y divisent. M. Récamier avait indiqué à son tour des vaisseaux propres. Dans un cancer du rectum, M. Cruveilhier a trouvé des vaisseaux indépendants de la grande circulation. Mais M. Andral pense que ce ne sont que des vaisseaux de l'état normal, rendus visibles par le travail pathologique du cancer. Ces vaisseaux ne feraient que traverser les parties affectées pour se rendre aux tissus voisins. D'après ce même auteur, tantôt les vaisseaux, que nous appellerons intrinsèques, seraient en communication apparente avec ceux qui entourent les masses cancéreuses, tantôt la communication ne serait pas apparente.

Les veines suivent le même développement que les artères, par l'injection. Même plus, on a vu les veines devenir grosses comme l'axillaire; les veines superficielles sont énormes. Quant aux vaisseaux profonds, intrinsèques, vaisseaux quelquefois de couleur hortensia après la mort, on peut les voir à l'œil nu; il n'est pas besoin de microscope; on voit ces petites veines, ces vaisseaux de nouvelle formation, qui viennent s'aboucher dans un plus gros vaisseau. L'opinion de M. Cruveilhier est que les artères ne se forment pas de toute pièce, et que les veines peuvent se former de toute pièce, dans les productions morbides accidentelles, les fausses membranes, les cancers. Si de l'injection n'arrive pas par les veines comme par les artères dans les tissus cancéreux, c'est que les veines sont remplies de matière cancéreuse qui s'oppose à la pénétration de l'injection : fait interprété de cette façon par M. Bérard avec M. Cruveilhier à la Société anatomique. Le système veineux domine dans le tissu encéphaloïde. Si l'on a injecté des artères, ce ne sont pas des artères de nouvelle formation dans les tissus encéphaloïdes, mais des artères des tissus environnants. Le tissu cellulaire fibreux est le lieu où se dépose le suc cancéreux, mais avant cela ce suc se trouve dans le tissu capillaire veineux, que M. Cruveilhier considère comme le siége primitif du cancer, de même que pour le pus, et pense que ces vaisseaux sécrètent la matière encéphaloïde; cependant déclarons avec M. Bérard que l'on n'a jamais rencontré de matière encéphaloïde dans les veines, sans qu'il y en ait dans d'autres organes en même temps. Tout en reconnaissant ce fait, qu'en comprimant légèrement les ramuscules veineux de la membrane muqueuse virginale dans un cas d'utérocarcinie, M. Cruveilhier ait vu, à l'aide d'une forte loupe, la matière cancéreuse suinter des parois vasculaires.

Pour le chimiste qui veut étudier le cancer, il faut prendre le suc cancéreux exprimé, tantôt c'est de la bouillie épaisse, d'autres fois c'est du lait. Les chimistes ont étudié et les tissus et le suc à la fois ; on n'a pas étudié le suc séparément ; en sorte que l'on n'est pas si avancé sur le suc cancéreux que sur l'analyse des autres tissus morbides : le sang est altéré et présente moins de globules.

On a voulu considérer à l'encéphaloïde aussi deux périodes, de crudité et de ramollissement. Il n'en est point ainsi ; en lisant la période de crudité dans certains auteurs, on a trouvé tous les caractères du squirrhe. Il survient un travail interne dans l'encéphaloïde, ainsi une ou plusieurs hémorrhagies et de l'inflamation. Lorsqu'il survient une hémorrhagie dans un cancer du cerveau, ces tumeurs encéphaloïdes hémorrhagiques qu'on appelle fongus hématoïde, quoique ces fongus ne soient point érectiles, pourraient faire croire à une apoplexie. Ce que l'on appelle période de crudité appartient au squirrhe ; la période dite de ramollissement appartient à l'hémorrhagie, due à la minceité, à la friabilité des vaisseaux. Lorsqu'il y a des collections sanguines dans le cancer encéphaloïde, elles présentent un aspect assez analogue à celui des hémorrhagies cérébrales et des foyers qui contiennent du sang. Celui-ci est plus ou moins pur ou mélangé de matière cancéreuse, de pus d'ichor séreux. Parfois il est liquide ; d'autres fois il présente l'aspect d'une bouillie rougeâtre. Le cancer encéphaloïde finit par altérer les tissus environnants et les ulcérer, sans que pour cela la tumeur ait acquis un grand développement. Si le mal s'est produit à la peau, celle-ci devient d'abord adhérente, puis survient un ulcère qui présente une analogie avec celui du squirrhe, offre une plaie boursouflée, couverte souvent de fongosités dites champignons cancéreux, susceptibles de prendre un très-grand développement. On aperçoit dans la cavité de l'ulcère quelques points cicatrisés, ailleurs des portions du produit anormal. S'il y a eu communication du kyste ou de la cavité morbide avec l'air atmosphérique, le liquide contenu a contracté une odeur fétide. On voit dans le fond des ulcérations des vaisseaux entr'ouverts donnant lieu à des hémorrhagies. Pour peu que le mal primitif ait duré, des tumeurs encéphaloïdes se montrent ailleurs; la matrice, les ovaires, le cerveau, le foie, la rate, les reins, le thymus, les os même, les poumons (rarement) subissent cette funeste multiplication du cancer encéphaloïde. Les tissus fibreux, les tendons semblent résister à cette infection, les os sont parfois amincis, perforés, par les développements de la matière morbide, et présentent une apparence raboteuse filamenteuse fendillée. Les artères se conservent souvent mieux; mais sont friables et donnent souvent lieu, par leur rupture, à des hémorrhagies mortelles.

Troisième espèce. Tissu cancéreux aréolaire gélatiniforme ou colloïde. On n'y trouve pas de vaisseaux, ils sont probablement très-petits; il s'assimile tous nos tissus qu'il envahit; il reste localisé pendant plus longtemps que les autres cancers; il se présente sous la forme tuberculeuse végétation, mais plus généralement infiltration.

On admet assez généralement une quatrième espèce de cancer dit *mélanique*, qui est plus sujet à l'infection générale.

On peut trouver les trois espèces de cancers, mais rarement on rencontre le cancer gélatiniforme avec les autres. On a souvent vu les deux autres réunies. Y a-t-il compatibilité des cancers avec l'affection strumeuse? Oui, mais les deux affections ne paraissent pas en même temps; il y a très-souvent connexion intime avec le tissu érectile et le tissu cancéreux encéphaloïde. On trouve souvent cela dans le foie, des tumeurs érectiles et d'autres encéphaloïdes. Les tissus cancéreux sont passifs d'inflammation qui peut se développer dans le cancer même ou dans les tissus environnants, tissus dans lesquels est déposé le cancer.

Question. L'inflammation précède-t-elle le cancer? Broussais avait établi que le cancer succède à une inflammation chronique, à une induration. M. Cruveilhier n'admet pas cela dans bien des cas; il n'y a pas eu primitivement d'inflammation dans le tissu où s'est développé le cancer. Le travail morbide de l'inflammation chronique est très-distinct et tout différent du travail de formation du produit cancéreux; il n'y a que le tissu cellulaire et ses dérivés qui peuvent se produire de toute pièce dans l'économie. On a considéré le tissu cancéreux comme un parasite et on l'a comparé à une hydatide. La sécrétion de la matière cancéreuse dans les veines, comme pour le pus, est l'opinion de M. Cruveilhier. Un cancer étant à l'extérieur d'une veine, il se l'assimile, et peut pénétrer dans l'intérieur; le suc cancéreux est un virus individuel, il infecte toute l'économie, il n'est point contagieux, il n'est point héréditaire: mais l'injection dans les veines?..... Boyer et Dupuytren ont dit dans leurs dernières années qu'ils n'avaient jamais guéri de cancer par l'extirpation, de cancer bien démontré, ou bien c'était un tissu qui n'était point cancéreux. Mais nous ferons observer que s'il faut, pour que le cancer soit bien démontré, qu'il y ait les phénomènes de dépérissement diathèse, nous dirons comme eux, et à cette période seulement *incurabilité complète, il faut un spécifique.*

Symptômes généraux des cancers. D'abord douleurs obtuses, puis lancinantes et intermittentes, exacerbantes vers le soir, enfin continues, mais d'autant plus vives que la région affectée reçoit plus de nerfs, augmentant en raison des progrès de la carcinosie. Arrive l'engorgement des ganglions lymphatiques qui sont en rapport avec le siége du mal, la compression ou l'obstruction des veines, l'irritation des séreuses, etc., produisent l'œdème de ces parties. Apparaissent enfin les phénomènes de dépérissement, le teint pâle, jaune paille (diathèse cancéreuse); fièvre hectique, vomissements, soif, haleine fétide, etc., cortége de symptômes propre à la cachexie cancéreuse, résultat de l'absorption du suc morbide, et partant d'une infection de ce virus et accompagné des troubles fonctionnels particuliers à l'espèce d'organe affecté.

Durée très-variable. La marche est tantôt lente, stationnaire, tantôt rapide; le cancer ulcéré est surtout promptement funeste. Une fois la cachexie établie, la mort arrive vite.

Diagnostic. Il est important de distinguer le cancer des lipômes des kystes, des hydatides, des hydropisies, des productions tuberculeuses osseuses, de l'hypertrophie des glandes, etc. Les douleurs, l'état de la constitution, la marche de la maladie peuvent seuls indiquer la nature de la tumeur, car dans l'état actuel de la science rien n'est difficile, comme la diagnose des tumeurs. L'on sait combien les femmes sont sujettes aux cancers du sein et de l'utérus; on voit souvent pour un sentiment de pudeur, toujours louable du reste, mais exagéré quand il s'agit de la santé, éloigner les moyens diagnostiques les plus fidèles et si précieux, le toucher et le spéculum dans les différents états organopathiques de l'utérus, et ne s'y conformer que quand il y a déjà un désordre quelquefois incurable, et que les ressources de l'art sont insuffisantes pour guérir à cette période de l'affection.

Traitement. La nature du cancer étant jusqu'à présent diversement appréciée par les praticiens, le traitement a dû être tout empirique, et aussi que de moyens n'a-t-on pas employés ! La médication est locale ou générale, comme elle est curative ou palliative ; comme moyens locaux, on emploie les pommades et emplâtres fondants et résolutifs. Ces moyens sont insuffisants, quand les douleurs lancinantes et les autres caractères du cancer existent, alors on a recours en même temps, comme médication générale, aux préparations de brome et d'iode à l'intérieur. Il est de fait que, sous l'influence des préparations iodées, à l'intérieur et à l'extérieur, à hautes doses, nous avons vu des tumeurs cancéreuses du sein, des tumeurs squirrheuses du testicule, diminuer de volume, et sous ce moindre volume, si on n'a pas la résolution complète, du moins on est dans de meilleures conditions pour opérer. Nous avons déjà indiqué les résultats analogues que l'on peut obtenir de la compression de la tumeur, lorsqu'il y a hydrethmie entretenue par la carcinosie. Comme médication générale, on a vanté la ciguë jusqu'aux vertiges (Storck). Les ferrugineux sont d'un grand secours pour retarder la cachexie cancéreuse, et les opiacés pour calmer les douleurs. On a recours à la ligature quelquefois, mais surtout à l'extirpation. C'est à la sagacité du chirurgien de décider dans quel cas l'emploi de l'instrument tranchant devra être réclamé, de préférence aux caustiques qui seront indiqués dans tel autre cas. Autant que possible, nous penchons pour l'emploi des caustiques potentiels, dont l'action est ordinairement locale ; ils agissent chimiquement, en décomposant les tissus parasitaires auxquels ils sont appliqués, en les privant de vie et en déterminant en quelque sorte une gangrène locale et circonscrite, une eschare. Comme cette eschare n'a lieu que lentement, l'inflammation précède sa formation ; dans tous les cas, la suppuration vient séparer la partie désorganisée des tissus normaux où elle s'était développée. Notons cependant que les substances employées comme caustiques peuvent être absorbées et produire des accidents très-graves : de ce nombre sont les poudres et pâtes de Dupuytren, de frère Come, aussi doit-on apporter dans leur application les plus grands ménagements, et surveiller leur action sur l'économie. N'a-t-on pas vu une femme, atteinte d'un cancer à la main, mourir tout à coup, au bout de six jours de l'application de cette pâte? Et par l'appareil de Marsh, n'a-t-on pas retrouvé la substance toxique dans les urines?

On a vanté la pâte Canquoin (chlorure de zinc), mais son application est excessivement douloureuse, et la douleur a une certaine durée. Le nitrate, acide de mercure, est encore un caustique indiqué, mais nous donnons le plus souvent notre préférence au caustique de Vienne; on a même dans quelques cas particuliers recours au fer rouge (1). Lorsque tout moyen a échoué, et que la ma-

(1) Nous remplacerons avec avantage tous ces caustiques par un autre médicament qu'a bien voulu nous donner notre ami et collègue, M. Marchand, actuellement médecin à Arleux (Nord). Dans nos relations d'études à Paris, il nous fit part des notables succès qu'il avait obtenus dans le traitement du cancer, et nous indiqua la source d'où venait sa méthode de traitement ; peu de temps après nous apprîmes qu'à Sore-le-Château (Nord) des personnes, n'ayant aucune des notions les plus simples et indispensables pour pratiquer la médecine légalement et après tout consciencieusement, employaient une recette qu'elles avaient de la même source, tout à fait empiriquement sur des tumeurs qu'elles trouvaient souvent cancéreuses et qui souvent n'étaient que de simples indurations. Nonobstant les poursuites judiciaires auxquelles elles se sont exposées, elles n'en continuent pas moins d'exercer la chirurgie, à couvert qu'elles sont sous le manteau d'un officier de santé de la localité, qui se fait leur serviteur intéressé. Voici comment : le chirurgien fait une incision sur le tissu cancéreux

ladie en est arrivée à tel point qu'un traitement curatif est devenu impossible, on n'a plus que des topiques narcotiques, des applications détersives (eau de chaux, chlorure de chaux, décoction de quinquina, etc.), des moyens hémostatiques, à mettre en usage à titre de simples palliatifs; il y a cachexie.

ou réputé comme tel, et c'est une commère ou son mari qui applique le caustique recouvert d'une emplâtre à laquelle il est défendu de toucher. Ainsi voici un chirurgien qui pourrait très-bien appliquer lui-même le médicament, mais qui fait appliquer sous ses yeux un médicament dont sciemment il ne connaît ni la nature ni la portée, par des personnes qui exercent l'art de guérir, et cela sans connaissance. Or, nous ne nions pas les succès nombreux que l'on obtient de cette médication; mais nous devons dire hautement que l'on ne doit point laisser se jouer de la santé des gens, par des ignorants qui peuvent tuer comme ils peuvent guérir. Après l'application de leur emplâtre, quelquefois ils vous disent: Nous reviendrons dans huit jours; or, pendant ces huit jours, il n'y a pas de médecin près du malade pour surveiller l'action du médicament que, dans certains cas, il faut enlever dans la crainte d'accidents graves. Et quand même le praticien qui a fait l'incision serait près du malade, que peut-il faire pour combattre l'action d'un médicament dont il ne connaît pas les inconvénients.

Pour nous assurer que leur recette n'était autre que celle de M. Marchand, nous employâmes un moyen tout simple, nous donnâmes à analyser à un chimiste une tumeur qu'ils ont eu à opérer et qui nous fut envoyée à Paris, et le chimiste y reconnut les mêmes substances que dans la formule de notre ami M. Marchand.

Paris, 28 août 1846.

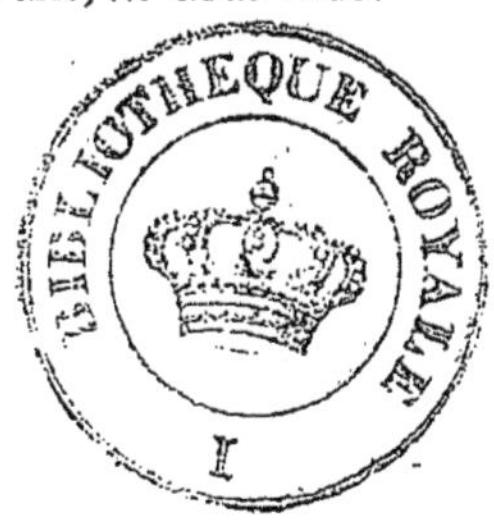

DUQUENNE.

www.ingramcontent.com/pod-product-compliance
Ingram Content Group UK Ltd.
Pitfield, Milton Keynes, MK11 3LW, UK
UKHW012131240726
13965UKWH00005B/2107